Manuel Soria Soto
Alberto Gómez Gil
Mª Alejandra Asensio Ruiz

Atención farmacéutica en el Paciente Crónico Complejo Multiingreso

Manuel Soria Soto
Alberto Gómez Gil
Mª Alejandra Asensio Ruiz

Atención farmacéutica en el Paciente Crónico Complejo Multiingreso

Estudio farmacéutico realizado en un área de salud de la Región de Murcia (España)

PUBLICIA

Imprint
Any brand names and product names mentioned in this book are subject to trademark, brand or patent protection and are trademarks or registered trademarks of their respective holders. The use of brand names, product names, common names, trade names, product descriptions etc. even without a particular marking in this work is in no way to be construed to mean that such names may be regarded as unrestricted in respect of trademark and brand protection legislation and could thus be used by anyone.

Cover image: www.ingimage.com

Publisher:
PUBLICIA
is a trademark of
International Book Market Service Ltd., member of OmniScriptum Publishing Group
17 Meldrum Street, Beau Bassin 71504, Mauritius

Printed at: see last page
ISBN: 978-620-2-43208-5

Atención farmacéutica en el Paciente Crónico Complejo Multiingreso

Autores:

Manuel Soria Soto

Alberto Gómez Gil

María Alejandra Asensio Ruiz

INDICE

ABREVIATURAS

AE: Atención especializada.

AF: Atención farmacéutica.

AP: Atención primaria.

ATC: Clasificación Anatómica Terapéutica Química

CEIC: Comité Ético de Investigación Clínica.

CRD: Cuaderno de recogida de datos.

EAHP: European Association of Hospital Pharmacists.

HMM: Hospital General Universitario Morales Meseguer.

IFC: Intervenciones farmacéuticas de conciliación.

IFA: Intervenciones farmacéuticas de adecuación.

IFAdh: Intervenciones farmacéuticas de adherencia.

OMS: Organización mundial de la salud.

PCC: Paciente crónico complejo.

PCCM: Paciente crónico complejo multiingreso.

PRM: Problema relacionado con los medicamentos.

SEFH: Sociedad Española de Farmacia Hospitalaria.

SMS: Sistema Murciano de Salud.

UTB: Fármacos de baja utilidad terapéutica

1. INTRODUCCIÓN

En la actualidad, los avances en la terapéutica y la mejora en la atención sanitaria proporcionada, han supuesto el envejecimiento progresivo de la población con el consiguiente aumento del número de pacientes con enfermedades crónicas y por tanto, de la complejidad de los tratamientos prescritos(1).

Según un informe de la Organización mundial de la salud (OMS), las enfermedades crónicas constituyeron la causa de más del 60% de las muertes en el mundo en 2005, llegando a ser el motivo del 80% de las consultas de atención primaria (AP), el 60% de los ingresos hospitalarios y el 70% del gasto sanitario. En 2008, el total de muertes por esta causa ascendió al 63%, previéndose que, con el aumento del impacto de las enfermedades crónicas y el envejecimiento de la población, el número de muertes por esta causa en el mundo seguirá creciendo cada año(2).

En España las personas mayores de 65 años suponen casi el 18% de la población y son responsables del 70% del gasto farmacéutico(3). Una característica inequívoca del paciente anciano es el elevado consumo de medicamentos debido al aumento de la prevalencia de las enfermedades crónicas. Aproximadamente el 36% de los pacientes mayores de 65 años tienen más de 3 enfermedades crónicas y el 85% de estos pacientes utiliza al menos un fármaco prescrito por un médico(4). Así mismo la Encuesta Nacional de Salud (2006) constató que las personas mayores entre 65 y 74 años tenían una media de 2,8 problemas o enfermedades crónicas, siendo 3,23 en personas mayores de 75 años(5).

En la Región de Murcia el Plan de Salud (2010-2015) incluye el abordaje transversal de las patologías crónicas dentro de una línea de actuación prioritaria de lucha contra las desigualdades en salud. Este grupo de población con enfermedades crónicas genera una mayor demanda de recursos sanitarios. Son personas que normalmente padecen más de una patología, de naturaleza crónico-degenerativa, que se acompaña de una incapacidad que les hace dependientes en mayor o menor grado de sus familiares, cuidadores y del sistema sanitario(6).

A medida que las personas se van haciendo mayores, el peso de los procesos agudos sobre la morbilidad y la mortalidad va disminuyendo, y los procesos crónicos son cada vez más frecuentes.

La organización actual de los servicios, centrados en la resolución de patologías agudas, favorece una atención episódica de los problemas de salud con un enfoque curativo, valorando poco los aspectos preventivos, la perspectiva de los cuidados y la responsabilidad de las personas sobre los mismos. Nuestra organización, por lo tanto, necesita adecuarse para atender estas necesidades complejas y crecientes de estos ciudadanos(7).

Uno de los aspectos de mayor relevancia es la implicación y la transformación que han de protagonizar los profesionales sanitarios. Es preciso abordar el imprescindible cambio en la cultura de los profesionales, su sensibilización sobre la necesidad de disminuir la variabilidad en la práctica clínica y la necesidad de trabajar en equipo de forma eficaz. De igual forma han de asumir su corresponsabilidad para garantizar la sostenibilidad del sistema mejorando la calidad de la atención sanitaria a través del uso apropiado de los servicios y tecnologías sanitarias y en particular de los medicamentos, ajustándose al mejor conocimiento disponible(7).

Esta complejidad ha provocado un cambio de paradigma en la actividad del farmacéutico. Su papel ha evolucionado en las últimas décadas desde elaborador y dispensador de fármacos hacia proveedor de servicios y de información y proveedor de cuidados de salud, contribuyendo a mejorar el acceso a la atención sanitaria, la promoción de la salud y el uso de los medicamentos(8)(7).El farmacéutico de hospital, como uno de los agentes clave del sistema sanitario, debe afrontar e incorporarse en los nuevos modelos de atención a pacientes crónicos, transformando su práctica profesional, adaptándola a las nuevas necesidades que precisa la cronicidad. Debe extenderse más allá del propio Servicio de Farmacia, y por tanto trabajar siempre de manera cooperativa con clínicos y enfermeras, tanto del hospital como de atención primaria, con una atención centrada en el paciente(9).

Las actividades englobadas dentro del concepto de atención farmacéutica (AF), especialmente el seguimiento farmacoterapéutico, le han posicionado como un agente activo y corresponsable de los resultados en salud. Su posición es ideal para proporcionar una unión entre el prescriptor y el paciente y para comunicar información sobre salud y medicamentos a la población. El farmacéutico por lo tanto constituye un elemento fundamental en el equipo de asistencia sanitaria de los pacientes, especialmente de aquellos que están afectados por enfermedades crónicas(7,8).

En Europa, la EAHP (European Association of Hospital Pharmacists) publicó en el año 2014 una declaración de líneas estratégicas y objetivos conjuntos a desarrollar por todos los sistemas de salud de Europa con el objetivo de unificar y mejorar la prestación de los servicios de farmacia hospitalaria. Entre dichas líneas destaca la función del farmacéutico de hospital en el cuidado del paciente y su integración en los equipos multidisciplinares para la toma de decisiones en el plan de cuidados y la optimización de los resultados terapéuticos, revisión de prescripciones, conciliación al ingreso hospitalario y continuidad de cuidados en las transiciones asistenciales, en la información proporcionada a los pacientes y/o cuidadores de las diferentes opciones terapéuticas así como del manejo de la medicación(10).

Los acontecimientos adversos causados por errores de medicación, las dosis subóptimas, las prescripciones inapropiadas o la baja adherencia a los tratamientos pueden ser la causa de la elevada morbilidad y mortalidad por fármacos y los altos costes para la sociedad. Hasta un 30% de los ingresos hospitalarios están directamente vinculados a problemas relacionados con los medicamentos (PRM), siendo las causas más frecuentes de estos ingresos los acontecimientos adversos evitables y la baja adherencia a los tratamientos(11).

La estrategia para el abordaje de la Cronicidad en el Sistema Nacional de Salud, publicada por el Ministerio de Sanidad y Política Social en el año 2012, establece recomendaciones para optimizar la terapia farmacológica basadas en el uso racional, la seguridad, la conciliación, la adherencia, y la comunicación del Farmacéutico de Hospital con los profesionales de AP y Atención Especializada (AE)(7). Las principales aportaciones del farmacéutico están relacionadas con la mejora de la adherencia o la gestión de la conciliación de tratamientos en la transferencia de pacientes entre niveles asistenciales, así como la asesoría a los profesionales sobre las interacciones y sobre la adecuación de los tratamientos a la mejor evidencia disponible(12).

1.2. Hipótesis

La enfermedad crónica comprende un amplio listado de patologías que presentan una serie de factores comunes: es de larga duración, de progresión lenta y continúa, disminuye la calidad de vida de la persona afectada y de sus familiares y frecuentemente presenta un aumento de la comorbilidad. Además, es causa de muerte prematura y causa efectos económicos importantes en la familia, en el Sistema de Salud y en la sociedad en general.

La actividad del farmacéutico en la atención al paciente con enfermedades crónicas pretende analizar el tratamiento farmacoterapéutico de estos pacientes, que suelen ser pluripatológicos, intentando favorecer el adecuado cumplimiento y analizar los posibles problemas relacionados con los medicamentos que puedan presentarse. La colaboración por parte del farmacéutico busca asimismo, evitar problemas con la medicación, cuando los pacientes cambian de nivel asistencial.

El trabajo del farmacéutico en el abordaje de pacientes crónicos, se centra en actividades básicas como son la conciliación, adherencia y adecuación del tratamiento con el objetivo de detectar discrepancias y optimizar el tratamiento de los pacientes.

2. OBJETIVOS

2.1. Objetivo principal:

Analizar el tratamiento farmacoterapéutico de los pacientes crónicos complejos multiingreso (PCCM) cuando ingresan en el Hospital General Universitario Morales Meseguer (HMM) de Murcia. Detectar problemas relacionados con la conciliación, la adherencia y la adecuación de sus tratamientos y realizar intervenciones farmacéuticas para solucionarlos.

2.2. Objetivos secundarios:

- Implementar un circuito para mejora de la comunicación entre niveles asistenciales en la atención a los PCCM del Área de Salud VI de la Región de Murcia.

- Integración del farmacéutico en equipos de trabajo multidisciplinares de profesionales implicados en el abordaje de la cronicidad.

- Establecer estrategias de conciliación terapéutica de los PCCM y conocer la incidencia de errores de conciliación al ingreso hospitalario.

- Analizar la adecuación del tratamiento farmacológico de los PCCM y realizar si es necesario intervenciones para su mejora.

- Valorar la adherencia al tratamiento y realizar recomendaciones para su mejora.

- Determinar la aceptación de las intervenciones farmacéuticas realizadas con recomendaciones hacia los facultativos prescriptores.

3. MARCO TEÓRICO

3.1. Paciente Crónico Complejo Multiingreso (PCCM)

Se entiende por "paciente crónico complejo" (PCC) aquel que presenta mayor complejidad en su manejo al presentar necesidades cambiantes que obligan a revalorizaciones continuas y hacen necesaria la utilización ordenada de diversos niveles asistenciales y en algunos casos servicios sanitarios y sociales(7). Son precisamente estos pacientes, generalmente población de mayor edad y limitación funcional, los que generan mayor demanda de atención y utilizan mayor número de recursos sanitarios y sociales(5). En los pacientes de mayor complejidad y/o pluripatología es necesaria una gestión integral del caso en su conjunto, con cuidados fundamentalmente profesionales, dirigidos a los pacientes así como a su entorno cuidador.

El domicilio es el mejor lugar donde este grupo de pacientes puede mantener el control de su cuidado y la permanencia en su entorno mejora su bienestar y calidad de vida. En estos enfermos es importante evitar las hospitalizaciones inadecuadas y los desplazamientos innecesarios a consultas de seguimiento o a servicios de urgencias, salvo en los casos de descompensaciones graves, especialmente en el caso de los pacientes en situación de final de vida(7).

3.1.1. Estratificación de la población.

Es básico establecer una estratificación de la población que permita identificar a las personas con riesgo de enfermar y predecir las necesidades de las personas que ya presentan enfermedad crónica, permitiendo optimizar los programas de prevención y atención. La estratificación va unida a una valoración integral de las necesidades médicas, de cuidados, funcionales y sociales de las personas y a la planificación de intervenciones individualizadas en función de dichas necesidades en las que se proponga el recurso más adecuado a la situación clínica, fase de la enfermedad y apoyo sociofamiliar existente. Asimismo se han de priorizar las intervenciones con mayor impacto en la calidad de vida, teniendo en cuenta las preferencias de los pacientes y personas cuidadoras y garantizando el seguimiento continuo y la revisión de los planes de atención(7).

La estratificación es importante porque permite un abordaje de base poblacional y de forma proactiva. Su interés no reside en identificar a personas que en la actualidad se encuentran en una determinada situación, sino en reconocer con antelación a aquellas personas que con alta probabilidad tendrán un evento o un problema en un futuro próximo. Esta orientación a una "probable" situación futura permite construir estrategias de abordaje proactivo para evitar o disminuir el impacto de estos eventos, tanto en salud y calidad de vida de las personas como en el consumo de recursos(13).

A nivel internacional, se han desarrollado numerosos modelos de gestión de pacientes crónicos; de entre ellos el modelo de Káiser Permanente ha servido de referente. Se trata de un modelo no predictivo que persigue asegurar que los servicios de salud suministrados se hacen de la forma más eficiente y eficaz garantizando la continuidad entre los distintos niveles asistenciales y centrando la atención al paciente. Toda la población queda clasificada en función de una serie de variables en niveles como se observa en la figura adjunta ***(figura 1)***. A cada nivel correspondería un tipo de cuidados determinados.

Figura 1: Pirámide de Kaiser Permanente

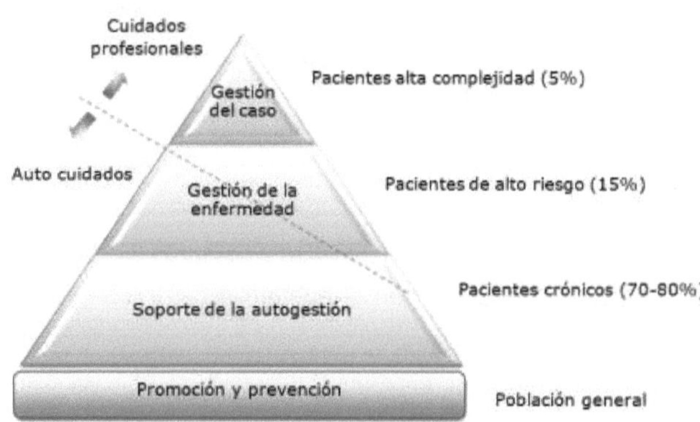

En el nivel más alto o de alto riesgo estarían los pacientes crónicos complejos (pacientes de alta complejidad), con edad y enfermedades avanzadas. La atención personalizada e individualizada deberían de liderarla los gestores de caso. Se debe disponer de recursos especializados y profesionales expertos.

3.2. Atención farmacéutica.

La ley 29/2006 de garantías y uso racional de los medicamentos y productos sanitarios incorporó el concepto de atención farmacéutica, reconociendo así la esencial labor del farmacéutico como agente de salud. En esta misma ley se recoge que debe establecerse un sistema para el seguimiento de los tratamientos a los pacientes, contribuyendo a asegurar la efectividad y seguridad de los medicamentos(14).

Según el grupo de trabajo denominado Foro de Atención Farmacéutica en Farmacia Comunitaria (Foro AF-FC) la Atención Farmacéutica es la participación activa del farmacéutico en la mejora de la calidad de vida del paciente mediante la Dispensación, Indicación Farmacéutica y Seguimiento farmacoterapéutico (SFT). Esta participación implica la cooperación con el médico y otros profesionales sanitarios, para conseguir resultados que mejoren la calidad de vida del paciente, así como su intervención en actividades que proporcionen buena salud y prevengan las enfermedades. Se trata de una práctica profesional en la que el farmacéutico se responsabiliza de las necesidades del paciente relacionadas con los medicamentos(15).

La AF contribuye a disminuir de manera significativa los problemas relacionados con el uso de los medicamentos, a obtener los resultados esperados en lo que se refiere a eficacia y seguridad de los tratamientos farmacológicos, a una reducción en el número de ingresos hospitalarios y de consultas a los servicios de urgencias, y a una mayor eficiencia en la utilización de los recursos sanitarios. Así, la utilidad de los programas de AF en pacientes con enfermedades crónicas asociadas ha sido demostrada en diversos estudios(16-17).

Entre los objetivos que propone la estrategia para el abordaje de la cronicidad del Sistema Nacional de Salud para la promoción de la salud y reorientación de la atención sanitaria se encuentra la optimización de la terapia farmacológica en los pacientes con tratamientos crónicos con especial atención a los pacientes polimedicados. Para ello establece una serie de recomendaciones entre las que se encuentran(7):

- Establecer una política de prescripción de medicamentos con objetivos comunes entre los distintos niveles de atención sanitaria.

- Garantizar la toma de decisiones de los profesionales sobre terapéutica farmacológica basada en la evidencia científica y en la individualización de los tratamientos de acuerdo con las características de cada paciente.

- Garantizar la conciliación de la medicación en todas las transiciones asistenciales entre niveles y/o profesionales sanitarios.

- Potenciar la comunicación de los profesionales de Farmacia Hospitalaria con los equipos de Atención Primaria y con los profesionales de las residencias de personas mayores, para la conciliación y resolución de incidencias relacionadas con la medicación, definiendo canales o vías rápidas de comunicación permanente.

- Garantizar la revisión sistemática de la medicación con el fin de prevenir y detectar problemas relacionados con medicamentos, así como la mejora de la adherencia a los tratamientos.

- Extender las actuaciones de uso racional del medicamento a pacientes y personas cuidadoras y desarrollar estrategias que potencien la toma de decisiones compartida y la autogestión de la medicación.

3.2.1. Conciliación.

3.2.1.1. Definición del proceso de conciliación.

La coordinación asistencial puede definirse como la concertación de todos los servicios relacionados con la atención a la salud, con independencia del lugar donde se reciban, de manera que se sincronicen y se alcance un objetivo común sin que se produzcan conflictos. Cuando la coordinación alcanza su grado máximo, la atención se considera integrada.

En la actualidad, la fragmentación entre los diferentes niveles o ámbitos asistenciales de los servicios sanitarios y la mejorable coordinación entre éstos y los servicios sociales dificulta la óptima atención a las personas con condiciones de salud y limitaciones en la actividad de carácter crónico. Es necesario, por ello, desarrollar instrumentos y cauces de coordinación entre los servicios sanitarios y los servicios sociales con el objetivo de lograr, de forma progresiva, una atención integral de los problemas crónicos de salud(7).

En los últimos años se ha constatado que un importante porcentaje de los errores de medicación se producen durante las transiciones entre niveles asistenciales especialmente al ingreso y al alta hospitalaria. La causa principal de dichos errores es la falta de comunicación entre los diferentes profesionales, y el paciente o cuidador. Factores como la ausencia de registros únicos de salud, la pluripatología y polimedicación o la necesidad de adaptar el tratamiento domiciliario a la guía farmacoterapéutica, entre otros, contribuyen a la aparición de discrepancias injustificadas entre el tratamiento prescrito al ingreso y la medicación domiciliaria(18).

El término "conciliación de la medicación" ha sido definido Delgado Sánchez et al.(18) y Gleason et al.(19) Se puede definir como el proceso formal de valorar el listado completo y exacto de la medicación previa del paciente conjuntamente con la prescripción farmacoterapéutica después de la transición asistencial. El National Prescribing Centre también define el proceso de conciliación de la medicación como la recopilación de la información acerca de la historia farmacológica (previa al ingreso), mediante la utilización de las fuentes de información más recientes y precisas para crear una lista completa y actual de medicamentos, comprobación de esta lista frente a la hoja de prescripción actual del hospital y el recuento y resolución apropiada de las discrepancias, así como de la comunicación mediante la documentación adecuada de cualquier cambio, omisiones y discrepancias(20). Otra definición comúnmente utilizada es la que propone la Sociedad Española de Farmacia Hospitalaria (SEFH), la cual define la conciliación terapéutica como el proceso estandarizado de obtener la lista completa de la medicación previa de un paciente, compararla con la prescripción activa y analizar y resolver las discrepancias encontradas, considerándose cualquier discrepancia no justificada por el médico responsable del paciente como un error de conciliación(21).

Se debe resaltar que se indica la necesidad de realizar este proceso tanto al ingreso como al alta hospitalaria y, en general, siempre que se produzca un cambio de responsabilidad que implique una actualización del tratamiento, con el objetivo de eliminar los errores derivados de los fallos en la comunicación del tratamiento farmacológico del paciente(21).

No obstante, independientemente de la definición utilizada, la conciliación de la medicación es un proceso interdisciplinar, que implica a todos los profesionales sanitarios responsables del paciente, tanto los farmacéuticos como el personal médico, de enfermería y técnico, e indistintamente del nivel asistencial en el que se encuentren(22).

Por lo tanto el objetivo principal de la conciliación terapéutica es garantizar que los pacientes reciben todos los medicamentos necesarios que estaban tomando previamente, asegurándose de que están prescritos con la dosis, la vía y la frecuencia correctas y que son adecuados a la situación del paciente y la nueva prescripción realizada en el hospital(18).

3.2.1.2. Etapas del proceso de conciliación.

El Documento de Consenso 2009 sobre terminología, clasificación y evaluación de los programas de conciliación de la medicación, define las fases del proceso de conciliación(21) como:

- ✓ Elaboración de una lista de medicación previa del paciente. Es un proceso complejo y requiere de la colaboración del paciente o del cuidador, ya que debe valorar el cumplimiento del tratamiento. Se considera un punto crítico del proceso de conciliación ya que el resto del proceso dependerá de la calidad de la lista de medicación habitual obtenida.

- ✓ Revisión de la lista de medicación activa prescrita.

- ✓ Comparación y detección de discrepancias aparentemente no justificadas que requieren aclaración.

- ✓ Aclaración con el facultativo prescriptor.

- ✓ Documentación de los cambios realizados.

- ✓ Elaboración de una lista de medicación conciliada.
- ✓ Comunicación de la lista conciliada.

En cuanto a la medicación que debe ser conciliada, esta incluye tanto a los medicamentos de prescripción médica, como automedicación y plantas medicinales que toma el paciente de forma habitual y continuada por su cuenta. Así, para llevar a cabo correctamente la conciliación de la medicación, es necesario que la lista de medicación domiciliaria incluya, además de información básica para la propia conciliación, información complementaria sobre alergias e intolerancias, suspensión previa de medicamentos por efectos secundarios, así como otros medicamentos de venta libre, plantas medicinales, o medicamentos que se tomen de forma discontinua, que deben tenerse en cuenta a la hora de realizar este proceso(21).

3.2.1.3. Fuentes de información para la conciliación.

No se puede considerar que exista un estándar en cuanto a la fuente de información utilizada para recoger la información pormenorizada sobre el tratamiento domiciliario de un paciente, por lo que se debe evaluar y comparar las distintas fuentes de información disponibles.

- ✓ Historia clínica: Es la primera fuente de información que debe utilizarse. Dicha fuente permite, además de conocer la situación clínica del paciente, preparar la entrevista clínica y recabar información sobre la evolución médica y evaluación de enfermería(18).

- ✓ Prescripción de atención primaria: Esta fuente de información está disponible en determinados centros y cada vez más comunidades autónomas. Permite consultar las prescripciones realizadas por el médico de AP(18). En el Área VI de salud de la Región de Murcia donde se ha realizado el estudio, Ágora Plus® es la fuente de información que permite conocer la medicación que el paciente ha retirado en la oficina de farmacia, así como los datos clínicos y analíticas de los pacientes atendidos en AP y en los centros de AE del Sistema Murciano de Salud (SMS).

- ✓ Entrevista clínica: Considerada la fuente de información clave para la evaluación y confirmación de las demás fuentes de información, ya que nos permite confirmar la medicación crónica del paciente, los tratamientos instaurados en el ámbito de la medicina privada, la automedicación, las plantas medicinales, la adherencia al tratamiento, la percepción del paciente sobre si mismo, la tolerancia y la eficacia. Además en muchos casos los pacientes aportan al ingreso hospitalario su bolsa o listado de medicación habitual, lo que facilita enormemente establecer con fiabilidad el tratamiento que está siguiendo en su domicilio(18).

- ✓ Otras fuentes de información: En muchos casos es muy útil recurrir a prescripciones previas que el paciente ha tenido en el hospital o hacer consulta específica a determinados departamentos. De igual forma, en ciertos casos, es necesario recuperar la información de centros de larga estancia, residencias de ancianos u otros hospitales para establecer de forma fiable el tratamiento del paciente(18).

3.2.1.4. Discrepancias y errores de conciliación.

Durante el proceso de comparación entre la lista de medicación domiciliaria previa del paciente y la lista de medicación prescrita en el hospital habitualmente surgen discrepancias entre ambas. Se considera discrepancia cualquier diferencia entre la medicación domiciliaria crónica que el paciente tomaba previamente y la medicación prescrita en el hospital. Una discrepancia no constituye necesariamente un error de conciliación. De hecho la mayoría de las discrepancias son debidas a la adaptación de la medicación crónica de la nueva situación clínica del paciente o a la realización de exploraciones y/o intervenciones con las que la medicación crónica pudiera interferir(21).

Según el Documento de Consenso sobre terminología, clasificación y evaluación de los programas de Conciliación de la Medicación publicado por la SEFH(21), las discrepancias podrían clasificarse en dos tipos principales según si estas requieren o no aclaración con el médico prescriptor.

1. Discrepancias justificadas que no requieren aclaración:

   - ✓ Decisión médica de no prescribir un medicamento o cambiar su dosis, frecuencia o vía en función de la nueva situación clínica.
   - ✓ Inicio de una nueva medicación justificada por la situación clínica.
   - ✓ Sustitución terapéutica según la guía farmacoterapéutica del hospital y los programas de intercambio terapéutico.

2. Discrepancias que requieren aclaración:

   - ✓ Omisión de medicamento. El paciente tomaba un medicamento necesario y no se ha prescrito sin que haya justificación clínica, explícita o implícita para omitirlo.
   - ✓ Diferente dosis, vía o frecuencia de un medicamento. Se modifica la dosis, vía o frecuencia con que el paciente tomaba el medicamento sin que haya justificación clínica, explícita o implícita para ello.
   - ✓ Prescripción incompleta. La prescripción del tratamiento crónico se realiza de forma incompleta y requiere aclaración.
   - ✓ Medicamento equivocado. Se prescribe un nuevo medicamento sin que haya justificación clínica, confundiéndolo con otro que el paciente tomaba y que no ha sido prescrito.

- ✓ Inicio de medicamento (Discrepancia de comisión). Se inicia un tratamiento que el paciente no tomaba antes y no hay justificación clínica, explícita o implícita para el inicio.

Por otro lado podemos añadir, según la guía publicada por la Sociedad Catalana de Farmacia Clínica, las duplicidades e interacciones que se producen entre el tratamiento crónico y el prescrito en el hospital a las discrepancias que requieren aclaración expuestas anteriormente(23).

Con frecuencia se usan de forma indiscriminada los términos discrepancia y error de conciliación. Para poder asegurar que una discrepancia aparente es un error de medicación y que se debe corregir, no solamente es necesario conocer la lista de medicación crónica previa del paciente y compararla con la medicación prescrita actual, sino que es necesario valorar si los cambios introducidos son adecuados o no a la situación clínica del paciente(23). Por este motivo, ante una discrepancia aparente, sólo después de haber confirmado con el médico prescriptor que no era intencionada se podrá hablar de error de conciliación(19)(21).

De esta manera se considera error de conciliación toda discrepancia entre el tratamiento crónico habitual del paciente y la posterior prescripción después de una transición asistencial, ya sea ingreso, traslado de unidad, alta hospitalaria, atención domiciliaria, asistencia en urgencias o a diferentes consultas médicas especializadas, que no es justificada clínicamente por el médico responsable del paciente, incluidas las interacciones y duplicidades surgidas entre el tratamiento domiciliario y el hospitalario(23).

La causa principal en los errores de conciliación es el desconocimiento del tratamiento actual del paciente que se genera de la falta de comunicación eficaz de la información terapéutica entre los profesionales sanitarios y de estos con los pacientes y sus cuidadores.

3.2.1.5 Gravedad de los errores de conciliación.

Para evaluar la gravedad de los errores de conciliación y, por tanto, poder valorar tanto la repercusión clínica de los mismos sobre el paciente como el impacto del proceso de conciliación, la mayoría de estudios publicados utilizan la categorización de la gravedad publicada por *The National Coordinating Council for Medication Error Reporting and Prevention´s (NCCMERP´s)*(24) en 2001. Esta escala clasifica los errores en 9 categorías de gravedad potencial englobadas en 3 grupos en función de si el error no produce daño en el paciente (categorías A-C), hubiese requerido monitorización para prevenir el daño (categoría D) o bien se trata de un error con daño potencial (categorías E-I). Las categorías mencionadas se muestran a continuación:

Tabla 1 Clasificación de la gravedad de las discrepancias de medicación. Basado en NCC MERP*

Tipo	Categoría	Error
1	A	No hay error pero es posible que se produzca
	B	Error que no alcanza al paciente, no causa daño
	C	Error que alcanza al paciente, pero no es probable que cause daño
2	D	Error que alcanza al paciente y habría necesitado monitorización y/o intervención para evitar el daño
3	E	Error que hubiera causado daño temporal
	F	Error que hubiera causado daño que requeriría hospitalización o prologación de la estancia
	G	Error que hubiera causado daño permanente
	H	Error que hubiera requerido soporte vital
	I	Error que hubiera resultado mortal

*NCC MERP: Nacional Coordinating council for Medication Error Reporting and Prevention.

3.2.2. Adecuación.

La adecuación es un término general que comprende un amplio rango de características y comportamientos relacionados con la calidad de la prescripción(25). Una prescripción se considera adecuada cuando existe una evidencia clara que apoya su uso en esa indicación, es bien tolerada y presenta un perfil de coste-efectividad favorable(26).

Amado y Martín definen conceptualmente la revisión de la medicación en el paciente crónico como un examen crítico y estructurado del régimen terapéutico de un paciente, que persigue la adecuación del tratamiento farmacológico durante las diferentes etapas de la evolución de su enfermedad y a lo largo del tiempo con el fin de optimizar su impacto sobre la salud y minimizar los riesgos asociados a la polimedicación(27).

La prescripción inapropiada de fármacos en el paciente crónico está considerada una cuestión de salud pública, relacionada con la morbilidad, la mortalidad y el uso de recursos sanitarios(28). A pesar de la magnitud del problema, no existe consenso ni se dispone de evidencia científica sólida que ayude a prevenir la prescripción inapropiada(29).

La mayoría de los pacientes pluripatológicos son pacientes mayores, y el proceso de envejecimiento ocasiona cambios fisiológicos que provocan modificaciones en los procesos farmacocinéticos y farmacodinámicos. Todo ello conlleva la necesidad de extremar las precauciones para adaptar las dosis de muchos fármacos en los ancianos y de efectuar un seguimiento de los tratamientos, así como de valorar su adecuación, dado que algunos medicamentos o determinadas dosis pueden no ser apropiados para estos pacientes.

Este grupo de pacientes son candidatos a sufrir inadecuaciones en el tratamiento farmacológico, ya que las continuas transiciones asistenciales, el gran número de fármacos que toman, así como la gran carga de mortalidad, condicionan un aumento de dicho riesgo(9).

Existen múltiples herramientas para la medición de la adecuación farmacéutica. Clásicamente se han dividido en métodos explícitos e implícitos.

Los primeros (basados en las propiedades de los fármacos) tratan de medir si la prescripción se adapta a los criterios predefinidos. Los implícitos (basados en juicios clínicos) evalúan el tratamiento en sí mismo, tomando en consideración todas las características del paciente y pretenden que los medicamentos estén correctamente prescritos y respondan a una indicación/necesidad(30). Los métodos implícitos como el cuestionario MAI, y los explícitos como los criterios de Beers y los START/STOPP, son los más usados en la literatura médica si bien es cierto que no existe una herramienta estándar reconocida internacionalmente. Además ninguna herramienta se ha diseñado específicamente o validado en el paciente pluripatológico. En general, han sido validadas en pacientes ancianos (mayores de 65 años) y en el medio ambulatorio(31).

3.2.3. Adherencia.

La OMS define el cumplimiento o adherencia terapéutica como la magnitud con que el paciente sigue las instrucciones médicas, pero quizás la clásica definición de Haynes y Sackett(32) sea más completa al definirlo como la medida en que la conducta del paciente en relación con la toma de medicación, el seguimiento de una dieta o la modificación de su estilo de vida coinciden con las indicaciones dadas por su médico; siendo por tanto el incumplimiento el grado en que no se realizan estas indicaciones.

El incumplimiento en las enfermedades crónicas que afectan sobre todo a la salud individual, produce consecuencias sanitarias importantes y, entre otras, puede dar lugar a aumento del número de consultas, de pruebas complementarias, desconfianza en el médico, eventos cardiovasculares (con la consiguiente morbilidad acompañante), ingresos en urgencias, reingresos hospitalarios por nuevos eventos cardiovasculares y un aumento secundario de los costes de los tratamientos.

El cumplimiento está relacionado con la efectividad, de forma que la adherencia ha de ser adecuada para alcanzar el objetivo del tratamiento y, en definitiva, evitar las complicaciones derivadas de la progresión de la patología. No es suficiente con alcanzar una buena adherencia inicialmente, es esencial mantenerla en el tiempo.

La estrategia para el abordaje de la Cronicidad en el Sistema Nacional de Salud, publicada por el Ministerio de Sanidad y Política Social en el año 2012 establece entre sus recomendaciones garantizar la revisión sistemática de la medicación con el fin de prevenir y detectar problemas relacionados con medicamentos, así como la mejora de la adherencia a los tratamientos(7).

Es innegable la necesidad de su detección en la práctica clínica diaria, existiendo para ello diferentes métodos de detección. Estos métodos son clásicamente divididos en:

- Directos: determinación del fármaco o sus metabolitos en sangre, orina u otro fluidos.

- Indirectos: entrevista con realización de cuestionarios validados (test de SMAQ, test de Morisky-Green, test de Batalla), recuento de comprimidos, registros de dispensación etc.

El método ideal de estimación de la adherencia debería ser sensible y específico, permitir una medida cuantitativa y continua, fiable, reproducible, capaz de detectar cambios de adherencia en el tiempo además de rápido y económico. Pero en la realidad este método ideal no existe. Todos ellos tienen formalezas y limitaciones.

Entre las ventajas de usar cuestionarios de adherencia se encuentran su bajo coste, son fáciles de implementar y permiten investigar los motivos de la no adherencia y entre sus limitaciones se encuentran su baja sensibilidad, suelen sobreestimar la adherencia, su resultado puede verse afectado en caso de déficit cognitivo y sólo dan información de la adherencia reciente(33).

Hernández Prats C et al. en su estudio "Discrepancias de conciliación en el momento del alta hospitalaria en una unidad médica de corta estancia" indica que para facilitar la adherencia y disminuir los errores de conciliación se entrega a los pacientes un informe completo de su medicación que ofrece información gráfica de las carátulas de los envases, e informa, además, de las distintas formas de administración, efectos adversos y planificación horaria(34).

4. MATERIAL Y MÉTODO

4.1. Ámbito del estudio

El presente estudio tuvo lugar en el Hospital General Universitario Morales Meseguer (HMM) de Murcia, hospital de referencia del Área de Salud VI (Vega Media del Segura) de Murcia, el cual atiende a una población aproximada de 250.000 habitantes y tiene una capacidad de 394 camas. Este hospital está acreditado para la docencia de pregrado y postgrado.

El desarrollo del estudio se realizó concretamente en el Servicio de Medicina Interna, por ser frecuente en dicho servicio la hospitalización de PCC, grupo especialmente vulnerable a los errores de conciliación después de una transición asistencial.

4.2. Población de estudio

Pacientes de la Región de Murcia, pertenecientes al Área de Salud VI que han sido considerados como Pacientes Crónicos Complejos Multingreso (PCCM), definidos por presentar tres o más patologías crónicas definidas por el Índice de Comorbilidad de Charlson y que han presentado al menos 2 ingresos hospitalarios en el HMM durante 6 meses previos a la fecha de inclusión de pacientes, siendo 1 ingreso en Medicina Interna (incluyendo la sección de medicina infecciosa y la unidad de corta estancia) y al menos otro en especialidades médicas relacionadas (cardiología, neumología, neurología, endocrinología, nefrología y reumatología).

Son pacientes situados en lo más alto de la pirámide de Kaiser Permanente, que requieren una atención centrada en el paciente y una mayor coordinación de los profesionales trabajando en los diferentes niveles asistenciales.

Para obtener la población a estudio se utilizó el sistema informático Selene® que identifica de forma automática los criterios de los PCCM.

4.2.1. Criterios de inclusión:

- ✓ Mayores de 18 años.
- ✓ Reunir criterios de PCCM.
- ✓ Residentes en la actualidad en la Región de Murcia, Área VI de Salud.
- ✓ Acepten su participación voluntariamente tras haber sido informados.

4.2.2. Criterios de exclusión:

- ✓ Pacientes menores de edad.
- ✓ Pacientes psiquiátricos
- ✓ Pacientes que no estuvieron en condiciones de ser entrevistados y que no fue posible entrevistar a su acompañante o familiar
- ✓ Pacientes sin tratamiento farmacológico previo a su ingreso en medicina interna.
- ✓ Pacientes no subsidiarios de medidas invasivas o clasificados como "No RCP".

4.3. Metodología

Estudio descriptivo, prospectivo de un año de duración en PCCM que ingresan en el Servicio de Medicina Interna del HMM.

Se trata de un estudio en fase piloto del grupo de trabajo de atención al paciente crónico complejo multiingreso del Área VI del Sistema Murciano de Salud.

Dicho grupo de trabajo recomendó por consenso un tamaño de muestra para el estudio piloto de 50 PCCM.

Durante su ingreso en el HMM, los PCCM que dan y firman su consentimiento informado son entrevistados por el farmacéutico para obtener la información clínica y farmacoterapéutica necesaria para poder realizar la conciliación de la medicación, adecuación y medir la adherencia al tratamiento así como realizar las intervenciones farmacéuticas oportunas.

La entrevista farmacoterapéutica se realiza durante las primeras 72 horas del ingreso del paciente en la planta de hospitalización de medicina interna. En esta entrevista el farmacéutico recoge datos acerca de la medicación crónica del paciente, el uso de medicina alternativa y plantas medicinales, automedicación y se les realiza el test de adherencia Morisky-Green ***(Anexo 1)***.

Si el paciente no está en condiciones óptimas física o psíquicas debido a su edad o su patología se le realiza la entrevista farmacoterapéutica al cuidador o familiar encargado del cuidado y la preparación de la medicación del paciente.

Se decidió medir la adherencia mediante el test de Morisky-Green al ser breve y muy fácil de aplicar, estar validado y aplicado en numerosas patologías y al no requerir un alto nivel sociocultural para su comprensión(35). Se trata de un test donde la adherencia es una variable dicotómica y el paciente se considera adherente o no según responda a las preguntas. Para considerar una buena adherencia y por tanto un paciente cumplidor, las respuestas de todas las preguntas del test de Morisky-Green deben ser adecuadas (no, sí, no, no).

Tras la obtención de toda la información el farmacéutico registra los datos en la ficha PCCM de farmacia que consiste en un archivo con formato libro de excel 97-2003 ***(Anexo 2)*** dividido en 3 secciones:

-Sección 1: Medicación crónica del paciente obtenida tras la entrevista farmacoterapéutica y tras consultar su historia clínica en Selene® y la prescripción de atención primaria en Agora Plus®

-Sección 2: Medicación prescrita durante el ingreso hospitalario en el servicio de medicina interna del HMM.

-Sección 3: Sección de discrepancias de conciliación y gravedad de los errores.

De este modo el farmacéutico puede comparar y comprobar si existen discrepancias entre los medicamentos, considerar si requieren una aclaración y en caso afirmativo realizar una intervención farmacéutica de conciliación. Así mismo clasifica los errores de conciliación en función de su gravedad según la clasificación del NCCMERP´s descrita anteriormente.

De forma simultánea el farmacéutico también realiza si lo considera oportuno las intervenciones farmacéuticas de adecuación y adherencia.

Las intervenciones farmacéuticas de adherencia consisten en la entrega un informe completo de su medicación, elaborado mediante el programa informático CheckTheMeds®. Este programa ofrece información gráfica de las carátulas de los envases, e informa, además, de las distintas formas de administración, efectos adversos y planificación horaria (***Anexo 3***) para mejorar la adherencia y el cumplimiento terapéutico y así clarificar la información de los medicamentos. También se proporciona educación y motivación para la toma correcta de los fármacos y se adaptan las formas farmacéuticas a las características de los pacientes. (Ejemplo: Uso de soluciones y bucodispersables en pacientes con disfagia).

Todo ello queda registrado en un informe de Selene® denominado "Informe Farmacoterapéutico" (***Anexo 4)*** en la historia clínica del paciente y que puede ser consultado tanto por el internista responsable del ingreso como por el médico de AP ya que queda registrado tanto en Selene como en la plataforma Ágora Plus® en una pestaña específica creada para los PCCM denominada Paciente Crónico Complejo. Este mismo informe también recoge las intervenciones farmacéuticas realizadas.

La medicación crónica del paciente se clasificó por grupo terapéutico según la clasificación anatómica, terapéutica, química (ATC) del Catálogo de Especialidades Farmacéuticas del Consejo General de Colegios Oficiales de Farmacéuticos. De este modo se estableció un perfil de la medicación más frecuente en este tipo de pacientes PCCM.

4.4. Variables del estudio

4.4.1. Variable principal.

En este estudio la variable principal del estudio fue el número de intervenciones farmacéuticas realizadas en los procesos de conciliación, adecuación y adherencia de los PPCM.

Estas intervenciones se clasificaron en:

-IFC: Intervenciones farmacéuticas de conciliación.

-IFA: Intervenciones farmacéuticas de adecuación.

-IFAdh: Intervenciones farmacéuticas de adherencia.

Para las IFC e IFA también se midió la aceptación de las intervenciones por el médico prescriptor, considerándose:

- "Aceptadas" si producían el cambio en la prescripción sugerido en la intervención farmacéutica
- "Rechazadas" si la respuesta del médico no era acorde a la sugerencia de la intervención farmacéutica.
- "No procede" si no eran intervenciones con el objetivo de generar cambios en la prescripción

4.4.2. Variables de resultado.

4.4.2.1. Variables de conciliación.

Como se ha comentado anteriormente el proceso de conciliación se define como "el proceso formal de obtener una lista completa de la medicación del paciente previa al ingreso y compararla con la que se ha prescrito en el centro sanitario, en los traslados y al alta"[19,21]. En caso de detectar discrepancias, éstas deben ser aclaradas con el médico prescriptor, dejando a criterio de este (como médico responsable del paciente) la corrección de las mismas. Toda discrepancia no justificada por el médico se considera un error de conciliación, así como las interacciones graves y las duplicidades terapéuticas.

- **Variables relativas a las discrepancias entre el tratamiento domiciliario y el tratamiento en el hospital.**

-Discrepancias justificadas:

I. Inicio de nueva medicación justificada por la situación clínica del paciente.

II. Decisión médica de no prescribir un medicamento o cambiar su dosis, frecuencia o vía de administración en función de la situación clínica del paciente.

III. Sustitución por equivalente terapéutico según la guía farmacoterapéutica del hospital.

-Discrepancias no justificadas: Requieren aclaración por el médico prescriptor. Si no son aclaradas se consideran error de conciliación

I. Error de conciliación por **omisión** de medicamento. Consideramos omisión de medicamento cuando el paciente toma un medicamento necesario y no se prescribe sin que exista justificación clínica explícita o implícita para omitirlo.

Cuando en el tratamiento del hospital figuran las expresiones "resto de su tratamiento igual" o "continuar con su medicación de casa" o sin que se detalle dicha medicación habitual, se considera un error por omisión del medicamento.

II. Error de conciliación por **comisión**. Se considera error de comisión siempre que se inicia un tratamiento que el paciente no tomaba antes, y no hay justificación clínica para el inicio.

III. Error de conciliación por modificación de la **vía de administración, dosis, o frecuencia** de un medicamento. Se considera error de conciliación cuando se modifica la dosis, vía de administración o frecuencia con la que el paciente toma un medicamento sin que exista justificación clínica para dicho cambio.

IV. Error de conciliación por **medicamento equivocado**. Se considera error cuando se prescribe un nuevo medicamento sin que haya justificación clínica, confundiéndolo con otro que el paciente tomaba y que no ha sido prescrito.

V. Error de conciliación por **duplicidad**. Se considera error de conciliación las duplicidades terapéuticas detectadas en el tratamiento.

VI. Error de conciliación por **interacción**. Se considera error de conciliación las interacciones graves entre medicamentos o entre medicamentos y productos sanitarios. Consideramos interacción grave aquellas que requieren modificación de la dosis o retirada de uno de los fármacos implicados.

VII. Error de conciliación por **medicación no disponible en el hospital**. Se considera error de conciliación cuando el médico prescribe un medicamento no disponible en el hospital durante el ingreso y no se solicita la adquisición por el servicio de farmacia ni entrega receta al paciente para que pueda adquirirlo en una oficina de farmacia.

VIII. Error de conciliación por **prescripción incompleta**. Se atribuye el error de prescripción incompleta cuando se omite alguno de los campos necesarios para la correcta identificación del medicamento prescrito (dosis, pauta, vía de administración...) pudiendo prestar a confusión.

- **Variables relativas a la gravedad potencial de los errores encontradas en el proceso de conciliación.**

La gravedad de los errores de conciliación se clasificó utilizando la escala de gravedad potencial publicada por *The National Coordinating Council for Medication Error Reporting and*

Prevention´s (NCCMERP´s)(24). Las categorías de clasificación según la escala mencionada son:

A. Circunstancias o acontecimientos que tienen la capacidad de causar error.
B. El error ha ocurrido pero no alcanzó al paciente.
C. El error alcanzó al paciente sin causar daño
D. El error alcanzó al paciente y requirió seguimiento.
E. El error alcanzó al paciente y pudo causar daño temporal.
F. El error alcanzó al paciente y pudo causar daño temporal y prolongar la hospitalización.
G. El error alcanzó al paciente y pudo causar daño permanente.
H. El error alcanzó al paciente y requirió intervención para salvarle la vida.
I. El error dio lugar o contribuyó a la muerte del paciente.

4.4.2.2. Variables de adecuación.

- **Variables relativas al método de identificación de las inadecuaciones en el tratamiento.**

Existen múltiples herramientas para la medición de la adecuación farmacéutica. En nuestro estudio clasificamos las IFA en función del método de identificación de las inadecuaciones.

a) **Alergias, intolerancias y alertas farmacéutica**s. IFA relativas al registro en el tratamiento de las alergias e intolerancias del paciente e IFA relativas a la prescripción de fármacos no adecuados debido a que el paciente es alérgico o intolerante a dichos fármacos o prescripción de medicamentos no acordes con las recomendaciones de las alertas farmacéuticas publicadas por la Agencia Española de Medicamentos y Productos Sanitarios.
b) Identificación de **fármacos catalogados como de baja utilidad terapéutica (UTB).** IFA relativas a UTB según la clasificación establecida por el SMS disponible en la dirección web:

https://www.murciasalud.es/gftb.php?idsec=474&opt=GEN_UTB&cod=UTB

c) **Criterios de Beers.** IFA realizadas basándonos en los criterios de Beers(36) que son un método explícito para identificar inadecuaciones de medicamentos en personas mayores de 65 años.

d) **Criterios de Start/Stopp.** IFA realizadas basándonos en los criterios de Star/Stopp(29) que son un método explícito para identificar inadecuaciones en pacientes mayores.

e) **Insuficiencia renal.** IFA relativas a medicamentos susceptibles de ajustar la dosis en pacientes con insuficiencia renal. Para medir la función renal de los PCCM se usó la fórmula de Cockroft-Gault.

f) **Insuficiencia hepática**. IFA relativas a medicamentos susceptibles de ajustar la dosis en pacientes con insuficiencia hepática. Para medir la función hepática de los PCCM se usó la escala de Child-Pugh.

g) **Ajuste de dosis por la situación clínica**. IFA relativas a medicamentos que deben ajustar su dosis por la situación clínica del paciente o la aparición de efectos adversos.

h) **Duración del tratamiento y terapia secuencial.** IFA relativas a la duración excesiva de un tratamiento o al paso de antibióticos de vía intravenosa a vía oral si la biodisponibilidad oral del antibiótico es adecuada.

i) **Fármacos no incluidos en la guía del hospital.** IFA relativa a la prescripción de medicamentos no incluidos en la guía farmacoterapéutica del hospital. Propuestas de sustitución por equivalentes o tramitación para su adquisición.

j) **Desprescripción.** IFA basadas en la recomendación de retirar o suspender un medicamento al no considerarlo adecuado a las características clínicas del paciente o debido a la aparición de reacciones adversas.

k) **Otros**. IFA realizadas que no pueden ser clasificadas en ninguno de los grupos anteriores.

4.4.2.3. Variables de adherencia.

-Test de Morisky-Green: Resultado del test de adherencia de Morisky-Grenn. En función de las respuestas se clasificó a los pacientes como "adherentes" o "no adherentes".

4.4.3. Variables sociodemográficas, administrativas y clínicas del paciente.

- **Sexo.** Sexo del paciente.
- **Edad.** Edad del paciente expresada en años.
- **Fecha de ingreso.** Fecha del ingreso en el Servicio de medicina interna.
- **Polimedicación.** Se consideró paciente polimedicado a aquel que tomaba 5 o más medicamentos de forma crónica.
- **Número de prescripciones medicamentosas en el tratamiento crónico y en el tratamiento del ingreso.** Consideramos una prescripción a cada fármaco prescrito en el tratamiento.

4.4.4. Variables referidas al medicamento.

- **Especialidad farmacéutica prescrita.** Definimos especialidad farmacéutica al medicamento de composición e información definida, de forma farmacéutica y dosificación determinada, preparado para su uso medicinal inmediato, dispuesto y acondicionado para su dispensación al público, con denominación, embalaje, envase y etiquetado uniformes y al que la autoridad farmacéutica otorga autorización sanitaria e inscribe en el registro de especialidades farmacéuticas.
- **Grupo terapéutico.** Los medicamentos se codificaron según la Clasificación ATC de Especialidades del Catálogo de Especialidades Farmacéuticas del Consejo de Colegios Oficiales de Farmacéuticos.
- **Vía de administración.** Vía de administración prescrita para cada especialidad farmacéutica.
- **Dosis y pauta.** Posología y frecuencia de administración prescrita para cada especialidad farmacéutica.

4.5. Recogida y fuentes de datos.

- **PCCM ingresados.** Listado de PCCM ingresados en el servicio de medicina interna agrupados por fecha de ingreso, diagnóstico y médico internista responsable del ingreso. Lo proporciona la herramienta informática Selene® de forma automática al identificar los criterios de los PCCM.
- **Historia clínica.** Fuente de información que se utilizó como referencia en primer lugar ya que resulta imprescindible para conocer la situación clínica del paciente y la medicación crónica y prescrita durante el ingreso.
- **Prescripción de Atención Primaria.** Se consultó a partir del programa Agora Plus® que es el registro electrónico de la medicación por recita actica que el paciente retira en la oficina de farmacia.
- **Entrevista clínica.** Una vez recogida toda la información procedente de las fuentes anteriormente citadas, se realizó una entrevista personal con el paciente o su cuidador principal para recoger la medicación crónica, tratamientos instaurados en el ámbito de la medicina privada, productos naturales y plantas medicinales, adherencia al tratamiento, percepción del paciente de su tratamiento...Así mismo se consultó, en el caso de estar disponible, la bolsa de medicación habitual del paciente para recoger datos del tratamiento crónico.
- **Otras fuentes de información.** Se consultaron las prescripciones que el paciente tenía en el hospital debido a hospitalizaciones previas o en episodios de hospitalización sin ingreso, atención en hospital de día, residencias de ancianos, etc.

4.6. Análisis estadístico.

Todas las variables a estudio se han registrado en una base de datos creada con el programa Microsoft Office Excel® y diseñada expresamente para este trabajo. El programa informático utilizado para realizar el análisis estadístico fue el IBM SPSS (Statistical Package for the Social Sciences) versión 20.0 (SPSS Inc., Chicago, Illinois, Estados Unidos).

4.7. Aspectos éticos y legales.

El presente estudio se realizó bajo el compromiso del cumplimiento de las normas éticas y de los requerimientos legales necesarios para poder llevar a cabo este tipo de estudios.

Se respetó en todo momento la normativa vigente que garantiza la confidencialidad de los datos de carácter personal facilitados por los pacientes, así como los derivados de su historia clínica. Se trataron de acuerdo con la Ley Orgánica 15/99, de 13 de diciembre, de Protección de Datos de Carácter Personal, y Real Decreto 994/1999, de 11 de junio y Ley 41/2002, de 14 de noviembre, básica reguladora de la autonomía del paciente y de derechos y obligaciones en materia de información y documentación clínica.

Por último, el estudio se realizó de conformidad con los principios de la Declaración de Helsinki (Seúl, octubre 2008) y se atendió a lo dispuesto en el Convenio de Oviedo para la protección de los derechos humanos y la dignidad del ser humano con respeto a las aplicaciones de la Biología y la Medicina, hecho en Oviedo el 4 de abril de 1997, ratificado con su publicación en el BOE el 20 de octubre de 1999.

4.7.1. Confidencialidad de los datos del paciente.

La información referente a la identidad de los pacientes fue considerada confidencial a todos los efectos. La identidad de los pacientes no pudo ser revelada ni divulgada.

Los datos de los sujetos se sometieron a un proceso de disociación, de forma que se preservó la identidad del paciente. Para ello los datos de los pacientes recogidos en los cuadernos de recogida de datos (CRD) durante el estudio se documentaron de forma disociada, vinculándose a un código, de manera que únicamente el investigador podría asociar tales datos con una persona identificada o identificable.

El almacenaje de los CRD se realizó en un lugar seguro impidiendo que ninguna persona salvo el investigador pudiera tener acceso a los mismos.

4.7.2. Hoja de información y consentimiento informado.

El investigador se responsabilizó de explicar a los pacientes la naturaleza y el propósito del estudio utilizando la información escrita, y de hacer todo lo necesario para que lo comprendieran y firmasen su consentimiento para participar por voluntad propia. El investigador fue el responsable de obtener y archivar adecuadamente los documentos firmados de consentimiento. En el ***Anexo 5*** se adjunta una copia de la hoja de información para el paciente y del modelo de consentimiento informado.

Si el paciente decide no participar en el estudio, la atención que recibirá será la misma, dado que está incluido en el Programa de Pacientes Crónicos Complejos Multiingreso del Área VI del SMS. También podrá retirarse del estudio en cualquier momento sin ninguna explicación

4.7.3. Aprobación del protocolo del estudio.

Antes del comienzo del estudio, el protocolo fue enviado al Comité Ético de Investigación Clínica (CEIC) del HMM de Murcia, para su aprobación, de acuerdo con la normativa legal vigente.

5. RESULTADOS

5.1. Características de la muestra.

5.1.1. Características sociodemográficas y clínicas de la muestra.

Se incluyeron en el estudio 55 pacientes, de los cuales el 61,8% fueron hombres y el 38,2% mujeres. La edad media de la muestra fue de 82,8 (DE: 7,2) años (rango: 65-98 años).

Tabla 1. Características sociodemográficas.

Variables	(n)	%
Edad		
65-75 años	8	14,5%
76-85 años	26	47,3%
86-98 años	21	38,2%
Género		
Mujer	21	38,2%
Hombre	34	61,8%

Todos los pacientes cumplían criterios de PCCM y por lo tanto eran pluripatológicos, con al menos tres o más patologías definidas por el Índice de Comorbilidad de Charlson y que han presentado al menos 2 ingresos hospitalarios en el HMM durante 6 meses previos a la fecha de inclusión de pacientes, siendo 1 ingreso en Medicina Interna (incluyendo la sección de medicina infecciosa y la unidad de corta estancia) y al menos otro en especialidades médicas relacionadas (cardiología, neumología, neurología, endocrinología, nefrología y reumatología).

5.1.2. Resultados de variables relacionadas con la medicación.

Se entrevistó al 100% de los pacientes/cuidadores para la obtención de la historia farmacoterapéutica, demorándose la misma más de 72 horas en el 25,5% de los casos. La entrevista clínica se realizó al propio paciente en 28 ocasiones mientras que en las 27 restantes se tuvo que realizar con el cuidador o familiar encargado de la medicación del paciente.

Un 41,8% de los pacientes aportó la bolsa de medicación en el momento de la entrevista. Sin embargo, el farmacéutico dispuso de la información sobre la medicación activa en los registros electrónicos de Atención Primaria (Ágora Plus®) como de la historia clínica de Selene® en el 100% de los casos. El 43,6% de los pacientes además aportó informes de otros hospitales, residencias, medicina privada o atención en urgencias u hospital de día.

Tabla 2. Fuentes de información en la entrevista.

Fuentes de información en la entrevista	(n)	%
Paciente	28	50,9%
Familiar / Cuidador	27	49,1%
Historia clínica de Selene®	55	100%
Ágora Plus®	55	100%
Informes de residencias, medicina privada...	24	43,6%
Bolsa de medicación	23	41,8%

La media global de medicamentos por paciente al ingreso hospitalario fue de 12,1 (DE: 4,4) encontrando que el 96,4% de los pacientes incluidos en el estudio eran polimedicados (5 o más medicamentos). Al alta, el porcentaje de pacientes polimedicados se mantuvo (98,1%) pero la media de medicamentos por paciente se vio reducida a 11,4 (DE: 4,0).

La distribución de pacientes según el número de medicamentos en su tratamiento al ingreso y al alta (hasta 5 medicamentos, de 5 a 10, de 11 a 15 y más de 15) se muestra en la tabla 3.

Tabla 3. Número de medicamentos en los tratamientos de ingreso y de alta.

Variables	(n)	%
Número de medicamentos al ingreso.		
Hasta 5 medicamentos	2	3,6%
De 5 a 10 medicamentos	21	38,2%
De 11 a 15 medicamentos	28	50,9%
Más de 15 medicamentos	4	7,3%
Número de medicamentos al alta*.		
Hasta 5 medicamentos	1	1,9%
De 5 a 10 medicamentos	22	42,3%
De 11 a 15 medicamentos	28	53,8%
Más de 15 medicamentos	1	1,9%

*n=52(3 pacientes fallecieron durante el ingreso)

En cuanto a la distribución de las especialidades farmacéuticas por grupos terapéuticos según la clasificación ATC, los grupos mayoritarios para la medicación crónica fueron: Grupo C (Sistema cardiovascular) 34,2%, Grupo A (Sistema digestivo y metabolismo) 20,0% y Grupo N (Sistema nervioso).

La distribución de especialidades farmacéuticas en la medicación crónica según el grupo terapéutico se muestra en la tabla 4.

Tabla 4. Medicación crónica según grupo terapéutico ATC.

Grupo ATC	(n)	%
Grupo A (Sistema digestivo y metabolismo)	133	20,0%
Grupo B (Sangre y órganos hematopoyéticos)	76	11,4%
Grupo C (Sistema cardiovascular)	227	34,2%
Grupo D (Medicamentos dermatológicos)	7	1,1%
Grupo G (Aparato genitourinario y hormonas sexuales)	13	2,0%
Grupo H (Preparados hormonales sistémicos)	11	1,7%
Grupo J (Antiinfecciosos uso sistémico)	1	0,2%
Grupo L (Antineoplásicos e inmunomoduladores)	4	0,6%
Grupo M (Sistema musculoesquelético)	19	2,9%
Grupo N (Sistema nervioso)	100	15,1%
Grupo P (Antiparasitarios)	0	0%
Grupo R (Sistema respitatorio)	64	9,6%
Grupo S (Órganos de los sentidos)	6	0,9%
Grupo V (Varios)	3	0,5%

Llama la atención el predominio del Grupo C (Sistema cardiovascular) que supone más de un tercio de toda la medicación crónica de los PCCM de lo que se puede deducir la alta prevalencia de las enfermedades cardiovasculares en este tipo de población.

5.2. Resultados de conciliación.

Como se ha comentado anteriormente, la identificación de las discrepancias de conciliación y sus características se llevó a cabo mediante la comparación del tratamiento crónico de los PCCM (obtenido mediante la entrevista del farmacéutico con el paciente o cuidador) con el tratamiento prescrito durante el ingreso.

A continuación se presentan los resultados obtenidos en cuando a la incidencia, tipo y gravedad de las discrepancias encontradas en el proceso de conciliación así como las IFC realizadas y su aceptación por el facultativo prescriptor.

Se detectaron un total de 617 discrepancias entre la medicación crónica y la prescrita durante el ingreso en el 100% de los pacientes incluidos en el estudio. La media de discrepancias encontradas en el proceso de conciliación por paciente fue de 11,2 (DE: 4,6).

Se consideraron errores de conciliación (y por lo tanto discrepancias no justificadas) un total de 77 (12,5% de las discrepancias encontradas) en 35 pacientes (63,6%). 20 pacientes estuvieron exentos de errores de conciliación en su tratamiento. Por otra parte el 92,7% de la muestra estudiada tuvo menos de 5 errores de conciliación, encontrando, por tanto, un porcentaje muy pequeño de pacientes con 5 o más errores de conciliación.

En la tabla 5 se muestra la frecuencia de las discrepancias justificadas y errores de conciliación encontrados en global.

Tabla 5. Frecuencia de discrepancias y errores de conciliación.

Tipo de discrepancia de conciliación	(n)	%
Discrepancia justificada por inicio de nueva medicación justificada	201	32,6%
Discrepancia justificada por suspensión de un medicamento o cambiar su dosis/vía/frecuencia	292	47,3%
Discrepancia justificada por sustitución por equivalente terapéutico	47	7,6%
Error de conciliación	77	12,5%
Total	617	100%

Como puede observarse en la tabla anterior, la mayoría de las discrepancias surgidas en el proceso de conciliación estuvieron justificadas por el ingreso y la nueva situación clínica del paciente, siendo el motivo mayoritario de estas discrepancias la suspensión de un medicamento o el cambio de su dosis, vía de administración o frecuencia.

5.2.1. Tipos de errores de conciliación.

La mayor parte de errores de conciliación detectados al conciliar el tratamiento prescrito en el hospital con el que el paciente tomaba de forma crónica antes del ingreso, fueron por omisión de un medicamento que el paciente debía seguir tomando.

En la tabla 6 se muestra la frecuencia de los distintos tipos de errores de conciliación encontrados en el estudio.

Tabla 6. Frecuencia de los tipos de errores de conciliación.

Tipo de error de conciliación	(n)	%
Omisión de medicamento	28	36,4%
Comisión	10	13,0%
Diferente dosis/vía/frecuencia	13	16,9%
Medicamento equivocado	12	15,6%
Duplicidad	6	7,8%
Interacción	3	3,9%
Medicación no disponible	4	5,2%
Prescripción incompleta	1	1,3%
Total errores de conciliación	77	100%

5.2.2. Gravedad potencial de los errores de conciliación.

Se consideró que la mayor parte de los errores de conciliación encontrados estarían englobados en las categorías A-C (no produce daño al paciente) según la escala publicada por *The National Coordinating Council for Medication Error Reporting and Prevention´s (NCCMERP´s).* Los errores de conciliación clasificados dentro de las categorías D, E y F, considerados clínicamente relevantes, por su potencial repercusión clínica sobre la salud del paciente fueron mínimos (10,4%).

Tabla 7. Gravedad potencial de los de errores de conciliación encontrados valorada según la escala publicada por *(NCCMERP´s) y pacientes afectados.*

Gravedad potencial	Errores n (%)
Categoría A	20 (26,0)
Categoría B	23 (29,9)
Categoría C	26 (33,8)
Categoría D	7 (9,1)
Categoría E	0 (0)
Categoría F	1 (1,3)

5.2.3. Intervenciones farmacéuticas de conciliación (IFC).

La identificación de discrepancias en el proceso de conciliación llevó al farmacéutico a realizar intervenciones farmacéuticas de conciliación para evitar o solucionar dichas discrepancias.

Se realizaron un total de 238 IFC en el 94,5% de los pacientes. Así la media de recomendaciones por paciente fue de 4,3 (DE: 3,1). 200 de ellas sugerían modificaciones en el tratamiento mientras que las 38 restantes fueron IFC de seguimiento.

La aceptación de las IFC sobre el tratamiento de los PCCM en el proceso de conciliación fue del 68,9% (se aceptaron 164 de las 238 IFC). Si tenemos en cuenta que las 38 IFC de seguimiento se consideraron como "no procede", la aceptación pasó a ser del 82,0% (Tabla 8).

Tabla 8. Aceptación de las IFC realizadas.

IFC	(n)	%	%(*)
Aceptadas	164	68,9%	82,0%
Rechazadas	26	10,9%	18,0%
No procede	38	16,1%	-
Total	238	100%	100% (n=200)

*Porcentaje ajustado retirando las 38 IFC de seguimiento

5.3. Resultados de adecuación.

5.3.1. Intervenciones farmacéuticas de adecuación (IFA).

Se realizaron un total de 75 IFA en el 67,3% de los pacientes. Así la media de IFA por paciente fue de 1,4 (DE: 1,4). 66 de ellas sugerían una modificación en el tratamiento mientras que las 9 restantes se consideraron de seguimiento.

La aceptación de las IFA fue de manera global del 62,7% (se aceptaron 47 de las 77 recomendaciones realizadas por el farmacéutico). Si tenemos en cuenta que las 9 IFA de seguimiento se consideraron como "no procede", la aceptación pasó a ser del 71,2% (Tabla 9).

Tabla 9. Aceptación de las IFA realizadas.

IFA	(n)	%	%(*)
Aceptadas	47	67,3%	71,2%
Rechazadas	19	25,3%	28,8%
No procede	9	12,0%	-
Total	75	100%	100% (n=66)

*Porcentaje ajustado retirando las 9 IFA de seguimiento

5.3.1. Clasificación de las IFA.

Como se ha comentado anteriormente existen múltiples herramientas para la medición de la adecuación farmacéutica. En nuestro estudio clasificamos las intervenciones farmacéuticas de adecuación (IFA) en función del método de identificación de las inadecuaciones.

El desglose de dichas IFA según la herramienta para identificar la inadecuación se detalla en la tabla 10.

Tabla 10. Clasificación de IFA en función de la herramienta de identificación de las inadecuaciones.

IFA	(n)	%
Alergias/Alertas	3	4,0%
Baja utilidad terapéutica (UTB)	3	4,0%
Criterios de Beers	3	4,0%
Criterios Start/Stopp	5	6,7%
Insuficiencia renal	7	9,3%
Insuficiencia hepática	0	0%
Ajuste dosis por condición clínica	11	14,7%
Duración y terapia secuencial	3	4,0%
Medicamento no incluido en guía	8	10,7%
Desprescripción	12	16,0%
Otros	20	26,7%
Total	75	100%

Como puede observarse en dicha tabla el 26,7% de las IFA no se ajustaron a ninguna de las categorías anteriores. A continuación las recomendaciones mayoritarias fueron de desprescripción (16%) (recomendación de retirar un medicamento al no considerarlo adecuado a las características clínicas del paciente o debido a la aparición de reacciones adversas), seguido de recomendaciones de ajustes de dosis de medicamentos por la condición clínica del paciente (14,7%).

5.4. Resultados de adherencia.

La adherencia fue evaluada mediante un método indirecto, el test de Morisky-Green que se realizó durante la entrevista farmacéutica individualizada.

Los resultados en la muestra estudiada se muestran en la Tabla 11.

Tabla 11. Resultados test de adherencia Morisky-Green.

Test adherencia Morisky-Green	n (%)
Adherente	40 (72,7)
No adherente	15 (27,3)

Las intervenciones farmacéuticas de adherencia (IFAdh) consistieron en la entrega de una tabla horaria de la medicación para mejorar la adherencia y el cumplimiento terapéutico y así clarificar la información de los medicamentos. También se proporciona educación y motivación para la toma correcta de los fármacos. Se realizaron en los 15 PCCM considerados como no adherentes.

Para las IFAdh no se midió la aceptación.

6. DISCUSIÓN

Tal y como se ha expuesto en el marco teórico, está demostrado que la transición entre niveles asistenciales, así como los cambios en el responsable del paciente son situaciones especialmente vulnerables a los errores de medicación(16).

El objetivo principal del presente estudio fue analizar el tratamiento farmacoterapéutico de los pacientes y detectar problemas relacionados con la conciliación, la adherencia y la adecuación de la medicación cuando los pacientes cambian de nivel asistencial. Este análisis y las posteriores intervenciones farmacéuticas derivadas de él se basó en un modelo colaborativo, incorporando al farmacéutico de hospital en el equipo sanitario responsable de la atención a los pacientes ingresados.

Se seleccionó como población diana los pacientes denominados crónicos complejos multiingreso (PCCM), cuyas características se han descrito anteriormente, que ingresaron en el servicio de medicina interna del HMM. El grupo de trabajo de Atención al paciente crónico complejo multiingreso del Área VI del SMS consideró que se trataba de pacientes que potencialmente obtendrían gran beneficio de la intervención propuesta.

En nuestro estudio por tanto se consideró como parte de los criterios PCCM que los pacientes incluidos debían ser mayores de 18 años. La edad media fue de 82,8 años, encontrándose el 85,5% de los pacientes por encima de 75 años y el 100% por encima de 65 años. Todos ellos por definición con un grado de comorbilidad considerable (Índice de Charlson superior a 3 puntos) y con varios ingresos previos recientes en el hospital. En cuanto al número de medicamentos crónicos que tomaban los pacientes al ingreso fue de 12,1 encontrando que el 96,4% de los pacientes incluidos en el estudio eran polimedicados. Los datos relativos a la edad de la población son acordes a los publicados en la literatura puesto que la mayoría de estudios similares publicados incluye población mayor de 65 años como criterio de inclusión(34,37,38), sin embargo nuestros pacientes están ligeramente más polimedicados que lo descrito en otros estudios(34,39). Esto puede ser debido a que se tuvo en cuenta el tratamiento con plantas medicinales, medicina natural y otros tratamientos de uso habitual como formulaciones tópicas u oftálmicas. Estas características los convierten en perfectos candidatos para el proceso de conciliación y adecuación del tratamiento farmacológico.

En cuanto al sexo hubo predominio de los hombres con un 61,8% de la muestra. Sin embargo no consideramos relevante esta diferencia puesto que en estudios revisados en la bibliografía no han encontrado asociación entre el género y el número de errores de conciliación de la medicación(40).

Se atribuye a la elevada frecuencia de discrepancias encontradas en el proceso de conciliación (617 discrepancias en 100% de los pacientes) la dificultad de los médicos para la realización de una historia de medicación crónica del paciente correcta al ingreso hospitalario, en parte debido a la falta de precisión de las fuentes de información disponibles, así como a la ausencia de registros de medicación que reúnan todas las prescripciones realizadas por los distintos proveedores de salud e independientemente de sus condiciones de prescripción/financiación.

Sin duda la complejidad del paciente (edad, pluripatología, polimedicación, etc), se presentan como una de las mayores dificultades a la hora de realizar una historia de medicación crónica correcta, puesto que se producen frecuentes cambios en el tratamiento derivados de las numerosas visitas tanto a urgencias como a los centros de AP.

Como está demostrado en la literatura, la mayor parte de las discrepancias surgidas al realizar el proceso de conciliación de la medicación, independientemente de la transición asistencial en la que nos encontremos, son discrepancias justificadas por la situación clínica del paciente(21–23). Este hecho se ve reflejado en nuestro estudio al encontrar un 87,5% de discrepancias justificadas del total de discrepancias.

Nuestros resultados también muestran una elevada incidencia de pacientes con errores de conciliación alcanzando un 63,6% de la muestra estudiada, hecho similar a lo reflejado en otros estudios planteados con el mismo fin(40–42).

Por otra parte, se identificó como causa mayoritaria de estos errores de conciliación la omisión de medicamentos que el paciente toma de forma crónica y que necesita seguir tomando (36,4% de los errores analizados), coincidiendo estos resultados con los que constan en la bibliografía(22,34,38). Encontramos que la frecuencia de pacientes con errores de conciliación es ligeramente inferior a la obtenida por Cornu et al.(38), donde el 86,4% de los pacientes tenían al menos un error de conciliación pero coincidiendo con dicho estudio en que la causa más frecuente fue debida a la omisión de un medicamento (57%). Por otra parte, Hernández Prats et al.(34) registraron también unos resultados muy parecidos a los nuestros, obteniendo en su caso una distribución similar en cuanto a errores por omisión de medicación (43%).

En cuanto a la gravedad la mayoría de los estudios en los que se ha estimado la gravedad potencial de los errores coinciden con nosotros en que la mayor parte no hubieran causado daño o incluso no hubieran llegado al paciente(22,34,40). En nuestro estudio los errores de conciliación clasificados dentro de las categorías D, E y F, considerados clínicamente relevantes, por su potencial repercusión clínica sobre la salud del paciente fueron un 10,4%, hallazgo inferior al publicado por otros estudios similares como los realizados por Hernández Prats et al.(34) y García Molina-Sáez(22) que registran un porcentaje en torno al 30% si bien no existe una metodología estandarizada entre los diferentes estudios. En lo referente a los errores más graves Cornu et al.(40) hallaron en su estudio un 1,2% de los errores de categoría F, resultado semejante al obtenido en nuestro estudio (1,3%).

A este daño potencial que los errores de conciliación pueden causar en el paciente, hay que añadir que, éstos se producen en pacientes que son pluripatológicos, polimedicados y de edad avanzada, características todas ellas presentes en la muestra de nuestro estudio, y en general de todos los servicios médicos, que no hacen sino incrementar el riesgo potencial asociado a estos errores cuando los pacientes cambian de nivel asistencial.

En cuanto a las IFC en nuestro estudio se identificaron un porcentaje importante de pacientes (94,5%) en las que el farmacéutico realizó alguna intervención de conciliación, la mayoría de ellas referidas a un cambio en el tratamiento del paciente. Podemos considerar que el grado de aceptación es alto (68,9%) considerando bueno un porcentaje de aceptación cercano al 40% según lo publicado en otros estudios como el de García-Molina Sáez(22).

Respecto a las IFA se identificaron un número considerable de intervenciones con una media de 1,4 IFA por paciente en un 67,3% de los mismos. Este dato es similar al reflejado en la bibliografía donde se obtiene un porcentaje similar de pacientes (69,2%) con inadecuaciones en una población de personas mayores(43). La aceptación global de las IFA fue del 62,7% considerando este porcentaje como bueno.

Para medir la adherencia en nuestra muestra utilizamos el test de Morisky-Green que arrojó unos resultados similares a los encontrados en otros estudios en pacientes con enfermedades crónicas con un porcentaje de adherencia en torno al 70%(44). Como sabemos el test de Morisky-Green, al igual que otros test indirectos como el de Batalla o las preguntas de Haynes-Sackett, ha sido criticado por su escasa fiabilidad y sensibilidad, aunque presentan una buena especificidad es decir si la persona manifiesta que no sigue una determinada pauta, es altamente probable que sea cierto(35).

En cuanto a las limitaciones del estudio podemos destacar el diseño del estudio, de carácter local, resultando conveniente comprobar su validez externa. Tamaño de muestra pequeño debido a que es un estudio piloto del programa de atención a pacientes crónicos complejos del Área VI del SMS.

Así mismo no existen métodos estándar de referencia para medir las inadecuaciones y la adherencia. Como hemos comentado previamente el Test de Morisky-Green es muy específico pero tiene baja fiabilidad y sensibilidad. En cuanto a los métodos de medida de la adecuación hemos utilizado en el estudio diferentes herramientas para identificación de las inadecuaciones al no existir ningún método validado especialmente para el paciente pluripatológico.

7. CONCLUSIONES

1. Existe una elevada proporción de discrepancias de conciliación así como de errores de conciliación de la medicación al ingreso que afectan a más del 60% de los PCCM, lo que pone en evidencia la necesidad de implementar intervenciones de mejora.
2. El tipo de error de conciliación más frecuente es la omisión de medicamento, seguido de diferente dosis/vía/frecuencia, lo que puede ser debido a las dificultades existentes en nuestro entorno sanitario para la realización de una historia farmacoterapéutica correcta al ingreso hospitalario.
3. Las principales intervenciones farmacéuticas de adecuación fueron referidas a desprescripción de medicamentos no indicados y ajuste de dosis por la nueva condición clínica del paciente.
4. El alto número de intervenciones farmacéuticas realizadas en este estudio y el importante porcentaje de aceptación por los médicos (superior al 60%) argumentan la necesidad de que el farmacéutico incorpore a su actividad diaria este tipo de actividades para la mejora de la calidad de los tratamientos crónicos de los PCCM.
5. El farmacéutico como parte del equipo multidisciplinar que atiende a los PCCM, contribuye a la mejora de la calidad asistencial ya que puede colaborar en identificar errores de conciliación e inadecuaciones, medir la adherencia y contribuir a la optimización del tratamiento crónico mediante recomendaciones hacia los facultativos prescriptores.
6. El soporte electrónico desarrollado mediante la creación de un informe farmacoterapéutico específico del servicio de farmacia en el programa Selene® y Agora Plus® ha permitido mejorar los circuitos de comunicación entre el farmacéutico hospitalario y el médico internista responsable del paciente así como con atención primaria.

8. BIBLIOGRAFIA:

1. Shi S, Mörike K, Klotz U. The clinical implications of ageing for rational drug therapy. Eur J Clin Pharmacol. 2008;64: 183-99.

2. World Health Organization. Global status report on noncommunicable diseases 2010. WHO; 2010. [Consultado 06/07/2018]. Disponible en: http://www.who.int/nmh/publications/ncd_report_full_en.pdf

3. Blasco F, Martinez Lopez de Letona J, Villares P JA. El paciente anciano polimedicado: efectos sobre su salud y sobre el sistema sanitario. Inf Ter del Sist Nac Salud. 2005;29:152–62.

4. Laredo LM, Vargas E MA. Utilización de fármacos en Geriatría. In: Velásquez Farmacología Básica y Clínica. Madrid; 2004. p. 1115–23.

5. Ministerio de Sanidad y Política Social. Unidad de Pacientes Pluripatológicos Estándares y Recomendaciones. Minist Sanid y Política Soc. 2009;11. [Consultado 06/07/2018] Disponible en: http://www.msc.es/organizacion/sns/planCalidadSNS/docs/EyR_UPP.pdf

6. Plan de Salud 2010-2015 de la Región de Murcia. Murcia: Consejería de Sanidad y Consumo; 2010.

7. Ministerio de Sanidad - Servicios Sociales e igualdad. Estrategia para el Abordaje de la cronicidad en el Sistema Nacional de Salud. 2012;80.

8. Shane R, Gouveia WA. Expanding pharmacy's reach across the care continuum. Am J Health Syst Pharm. 2005;62(4):430–1.

9. Santos-Ramos B, Otero López MJ, Galván-Banqueri M, Alfaro-Lara ER, Vega-Coca MD, Nieto-Martín MD, et al. Modelos de atención al paciente pluripatológico y el papel de la farmacia hospitalaria. Farm Hosp. 2012;36(6):506–17.

10. The European Statements of Hospital Pharmacy. Eur J Hosp Pharm. British Medical Journal Publishing Group; 2014; 21(5):256–8. [Consultado 08/07/2018]. Disponible en:

http://ejhp.bmj.com/lookup/doi/10.1136/ejhpharm-2014-000526

11. Gillespie U, Alassaad A, Henrohn D, Garmo H, Hammarlund-Udenaes M, Toss H, et al. A Comprehensive Pharmacist Intervention to Reduce Morbidity in Patients 80 Years or Older. Arch Intern Med. American Medical Association; 2009; 169(9):894.

12. Alfaro-Lara ER, Vega-Coca MD, Galván-Banqueri M, Nieto-Martín MD, Pérez-Guerrero C, Santos-Ramos B. Metodología de conciliación del tratamiento farmacológico en pacientes pluripatológicos. Aten Primaria. 2014;46(2):89–99.

13. Osakidetza. Estratificación del Riesgo Una herramienta para responder mejor a las necesidades de salud de las personas y de la población. [Consultado 07/08/2018]. Disponible en: https://ec.europa.eu/eip/ageing/sites/eipaha/files/results_attachments/estratificacion_del_riesgo.pdf

14. Direccion general de Farmacia. Ministerio de Sanidad y Consumo. Consenso sobre Atención Farmacéutica. [Consultado 07/08/2018]. Disponible en: http://www.pharmaceutical-care.org/archivos/666/consenso-att-farmaceutica-6-3-14.pdf

15. Foro de Atención Farmacéutica en Farmacia Comunitaria. Guía Práctica para los Servicios de Atención Farmacéutica en la Farmacia Comunitaria. [Consultado 07/08/2018]. Disponible en: http://www.pharmaceutical-care.org/archivos/812/cuaderno_foro-v17_56_pag_alta.pdf

16. Gorgas Torner MQ, Pàez Vives F, Ramió JC, De Puig Cabrera E, Jolonch Santasusagna P, Homs Peipoch E, et al. Programa de atención farmacéutica integrada en pacientes con enfermedades crónicas. Farm Hosp. 2012;36(4):229–39.

17. Min Jang S, Cerulli J, Grabe DW, Fox C, Vassalotti JA, Prokopienko AJ, et al. NSAID-Avoidance Education in Community Pharmacies for Patients at High Risk for Acute Kidney Injury, Upstate New York, 2011. Acute Kidney Inj Prev Chronic Dis. 2011.

18. Delgado Sánchez O, Anoz Jiménez L, Serrano Fabiá A, Nicolás Pico J. Conciliación de la medicación. Med Clin (Barc). 2007; 129(9):343–8.

19. Gleason KM, Groszek JM, Sullivan C, Rooney D, Barnard C, Noskin GA. Reconciliation of discrepancies in medication histories and admission orders of newly hospitalized patients. Am J Health Syst Pharm. 2004; 61(16):1689–95.

20. National Institute for Health and Clinical Excellence (NICE). Medicines optimisation: the safe and effective use of medicines to enable the best possible outcomes. 2015. [Consultado 11/08/2018]. Disponible en: https://www.nice.org.uk/guidance/ng5

21. Documento de consenso sobre terminología, clasificación y evaluación de programas de Conciliación de la Medicación. Barcelona: Ediciones Mayo; 2009.

22. Celia García-Molina Sáez. Efectividad de una Intervención para Reducir los Errores de Conciliación y Otros Problemas Relacionados con la Medicación al Alta. [Tesis doctoral]. Murcia; Universidad de Murcia; 2015.

23. Guía para la implantación de programas de Conciliación de la Medicación en los centros sanitarios. Sociedad Catalana de Farmacia Clínica. Enero 2009.

24. The National Coordinating Council for Medication Errors Reporting and Prevention (NCCMERP). NCCMERP Index for Categorizing Medication Error. [Consultado 11/08/2018]. Disponible en: https://www.nccmerp.org/sites/default/files/indexColor2001-06-12.pdf

25. Fuentes P, ªf M, Castillo C, Toquero R, López M, Morales M-Ñ. Adecuación del tratamiento farmacológico en población anciana polimedicada. Medicina de Familia (And) 2002; 1: 23-28.

26. Lu CY, Ross-Degnan D, Soumerai SB, Pearson S-A. Interventions designed to improve the quality and efficiency of medication use in managed care: A critical review of the literature – 2001–2007. BMC Health Serv Res. 2008; 8(1):75.

27. Amado E, Martín C. Revisión de la medicación en pacientes crónicos complejos. Butlletí d´ínformació terapéutica del departament de salut de Catalunya 24, nº9 (2013):1-5.

28. Spinewine A, Schmader KE, Barber N, Hughes C, Lapane KL, Swine C, et al. Appropriate prescribing in elderly people: how well can it be measured and optimised? Lancet. 2007; 370(9582):173–84.

29. Delgado Silveira E, Muñoz García M, Montero Errasquin B, Sánchez Castellano C, Gallagher PF, Cruz-Jentoft AJ. Prescripción inapropiada de medicamentos en los pacientes mayores: los criterios STOPP/START. Rev Esp Geriatr Gerontol. Elsevier; 2009; 44(5):273–9.

30. Buitrago Ramírez F. Métodos de medida de la adecuación del tratamiento farmacológico en pacientes pluripatológicos, ancianos o polimedicados. Atención Primaria. Elsevier; 2013; 45(1):19–20.

31. Galván-Banqueri M, González-Méndez AI, Alfaro-Lara ER, Nieto-Martín MD, Pérez-Guerrero C, Santos-Ramos B. Evaluación de la adecuación del tratamiento farmacológico en pacientes pluripatológicos. Aten Primaria. SEGO; 2013; 45(5):235–43.

32. Haynes RB. Introduction. En: Haynes RB, Taylor DW, Sackett DI. Editors. Compliance in health care. Baltimore: Johns Hopkins University Press. 1979.

33. Giardini A, Martin MT, Cahir C, Lehane E, Menditto E, Strano M, et al. Toward appropriate criteria in medication adherence assessment in older persons: Position Paper. Aging Clin Exp Res. 2016;28(3):371–81.

34. Hernández Prats C, Mira Carrió A, Arroyo Domingoa E, Díaz Castellano M, Andreu Giménez L, Isabel Sánchez Casado M. Discrepancias de conciliación en el momento del alta hospitalaria en una unidad médica de corta estancia. Atención Primaria. Elsevier; 2008; 40(12):597–601.

35. Rodríguez Chamorro MÁ, García-Jiménez E, Amariles P, Rodríguez Chamorro A, José Faus M. Revisión de tests de medición del cumplimiento terapéutico utilizados en la práctica clínica. Atención

Primaria. Elsevier; 2008; 40(8):413–7.

36. Beers MH. Explicit Criteria for Determining Potentially Inappropriate Medication Use by the Elderly. Arch Intern Med. American Medical Association; 1997;157(14):1531.

37. Coleman EA, Smith JD, Raha D, Min S. Posthospital Medication Discrepancies. Arch Intern Med. American Medical Association; 2005; 165(16):1842.

38. Cornu P, Steurbaut S, Leysen T, Baere E De, Ligneel C, Mets T, et al. Effect of Medication Reconciliation at Hospital Admission on Medication Discrepancies During Hospitalization and at Discharge for Geriatric Patients. Ann Pharmacother. 2012; 46(4):484–94.

39. Moriel MC, Pardo J, Catalá RM, Segura M. Estudio prospectivo de conciliación de medicación en pacientes de traumatología. Vol. 32, Farm Hosp. 2008.

40. Cornu P, Steurbaut S, Leysen T, De Baere E, Ligneel C, Mets T, et al. Discrepancies in Medication Information for the Primary Care Physician and the Geriatric Patient at Discharge. Ann Pharmacother. 2012; 46(7–8):983–91.

41. Delgado Sánchez O, Nicolás Picó J, Martínez López I, Serrano Fabiá A, Anoz Jiménez L, Fernández Cortés F. Errores de conciliación en el ingreso y en el alta hospitalaria en pacientes ancianos polimedicados. Estudio prospectivo aleatorizado multicéntrico. Med Clin (Barc). 2009; 133(19):741–4.

42. Perren A, Previsdomini M, Cerutti B, Soldini D, Donghi D, Marone C. Omitted and unjustified medications in the discharge summary. Qual Saf Heal Care. 2009;18(3):205–8.

43. Martín Lesende I. Prescripción inadecuada en el mayor; herramientas clínicas más allá de la simple evaluación. Rev Esp Geriatr Gerontol. 2011; 46(3):117–8.

44. Bertoldo P, Ascar G, Campana Y, Martín T, Moretti M, Tiscornia L. Cumplimiento terapéutico en pacientes con enfermedades crónicas., Revista Cubana de Farmacia. 2013; Vol. 47: 468-474.

9. ANEXOS:

ANEXO 1: Encuesta de adherencia Morisky-Green.

Test de Morisky-Green

1. ¿Se olvida alguna vez de tomar los medicamentos?
2. ¿Toma los medicamentos a las horas indicadas?
3. Cuando se encuentra bien, ¿deja alguna vez de tomarlos?
4. Si alguna vez le sientan mal, ¿deja de tomar la medicación?

ANEXO 2: Ficha PCCM de farmacia.

Tratamiento domiciliario	Dosis	via	Posologia	Tratamiento hospital	Dosis	via	Posología	Discrepancias	Gravedad
Dabigatran	110 mg	oral	1-0-1	Dabigatran	110 mg	oral	1-0-1		
Atenolol	50 mg	oral	1/2-0-0	Atenolol	50 mg	oral	1/2-0-0		
Metformina	850 mg	oral	1-0-1						
Omeprazol	20 mg	oral	1-0-0	Omeprazol	20 mg	oral	1-0-0		
Rivastigmina	9,5 mg	percutaneo	c/24h						
Prednisona	30 mg	oral	0-1-0	Prednisona	30 mg	oral	0-1-0		
Espesante		oral	c/24h	Espesante		oral	c/24h		
Metilprednisolona	1 mg/g	tópica	c/24h						
				Hidroxizina	25 mg	oral	1-0-0		
				Insulina glargina	100 UI	subcutanea	10-0-0		

ANEXO 3: Informe de medicación del programa informático CheckTheMeds®.

SERVICIO DE FARMACIA HMM
Hospital José María Morales Meseguer.
Murcia

SERVICIO DE FARMACIA HMM
Fecha: 16/10/2018
Alergias:

Medicamento	Levantarse	Desayuno	Comida		Por la tarde	Cena		Al acostarse
			Una hora antes			Una hora antes		
ACOVIL 2,5 mg							1	
ALDOCUMAR 1 mg				1				
Atorvastatina ORAL 40 MG							1	
DALPARAN 10 mg								1
DOLAK 60 mg		1						
EMCONCOR 5 mg		1					1	
Esomeprazol ORAL 40 MG		1						
LYRICA 75 mg		1						
Metformina ORAL 850 MG		1					1	
NOVONORM 0,5 mg		1	1			1		

ACOVIL 2,5 mg
Puede tomarse antes, con o después de las comidas, debe ingerirse con liquido.

ALDOCUMAR 1 mg
Se aconseja tomar siempre a la misma hora.

Atorvastatina ORAL
Tomar, sin dividir o fracionar, con agua con o sin alimentos a la misma hora todos los días.

DALPARAN 10 mg
Tomar una sola vez por la noche, inmediatamente antes de acostarse y no se debe volver a administrar ninguna dosis adicional durante la misma noche.

DOLAK 60 mg
Los comprimidos deben tragarse sin masticar y con una cantidad suficiente de líquido con o sin alimentos.

EMCONCOR 5 mg
Se recomienda tomar bisoprolol por las mañanas, en ayunas o junto con el desayuno.

Esomeprazol ORAL
Tomar sin dividir (sin masticar ni triturar) media hora antes del desayuno (si necesita una segunda dosis puede tomarla una hora antes de la cena).

LYRICA 75 mg
Se puede tomar con o sin alimentos.

Metformina ORAL
Tomar, sin dividir y sin masticar, con agua al terminar de comer.

NOVONORM 0,5 mg
Tomar de 15 minutos a 30 minutos antes de las comidas.

ANEXO 4: Informe farmacoterapéutico en Selene y en la plataforma Ágora Plus®.

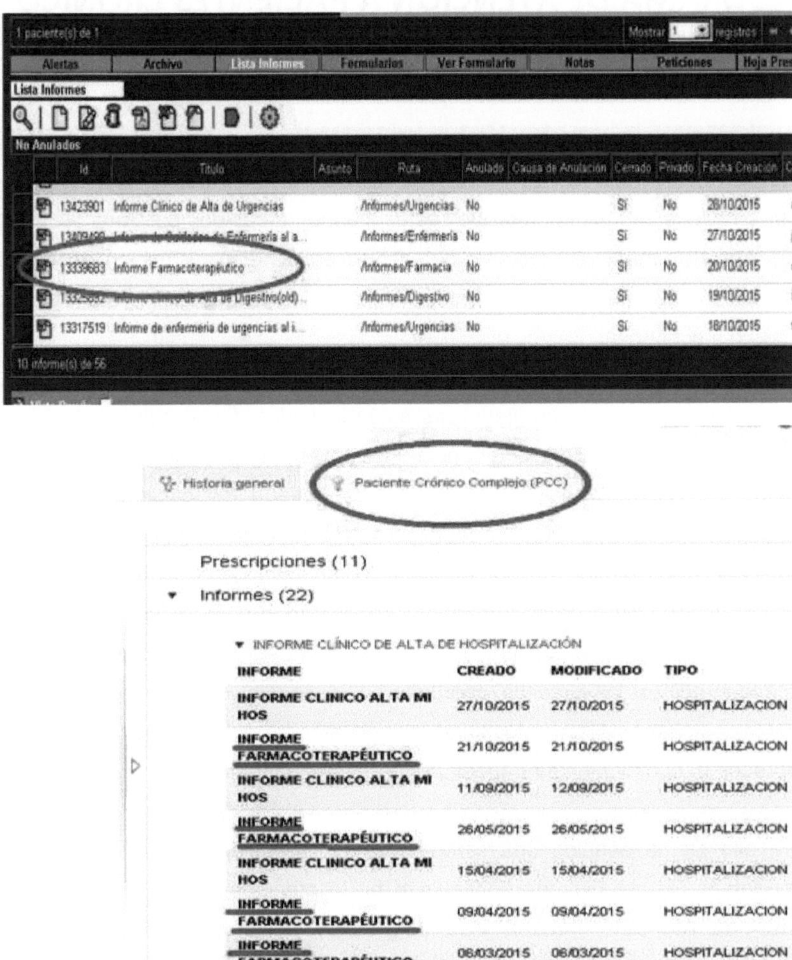

ANEXO 5: Hoja de información para el paciente y consentimiento informado.

PROGRAMA DE ATENCIÓN A PACIENTES CRÓNICOS COMPLEJOS MULTINGRESO AREA VI MURCIA

HOJA DE INFORMACIÓN AL PACIENTE

Investigadores:
Manuel Soria Soto .

Nos dirigimos a usted, porque está siendo atendido por una o más enfermedades médicas crónicas, que requieren de la participación de varios profesionales sanitarios en diferentes niveles asistenciales, como es el centro de salud y el hospital.

Los pacientes con sus características están incluidos desde octubre de 2015, en un programa asistencial especial. Este programa tiene como objetivo mejorar la calidad de la Atención que se presta a los pacientes crónicos complejos multingreso (PCCM) del Área de Salud VI de la Región de Murcia. Estos pacientes debido a características como necesidad de tomar muchos medicamentos, ingresos hospitalarios, necesidad de un mayor número de especialistas, pueden necesitar un mayor número de recursos sanitarios. Se pretendan agilizar los circuitos, coordinar su asistencia entre Atención Primaria y Atención Especializada, evaluar la necesidad de Servicios Sociales, y favorecer su cumplimiento terapéutico.

Para ello se ha definido una serie de actuaciones, siendo los puntos más importantes, establecer una continuidad en la atención entre el hospital y el centro de Atención Primaria y la asignación de un médico internista de referencia, en caso de que necesita ingresar en el hospital. Para ello trabaja un equipo multidisciplinar que integra a médicos, enfermera de enlace, asistentes sociales y farmacéuticos.

En la actualidad, estamos realizando un estudio encaminado a conocer la evolución de pacientes que se han incluido en este programa.

Para realizar este estudio, se necesita que pacientes como usted den autorización para que se les realice una entrevista en el Centro de Salud u Hospital y en caso de no poder desplazarse, en su propio domicilio, y que durará aproximadamente unos 30 minutos donde se le preguntará por aspectos de sus enfermedades, de su situación funcional, su calidad de vida, su red de apoyo sociofamiliar y su conocimiento de los medicamentos. También se recogerán datos de su historia clínica. Posteriormente se contactará con usted pasados unos seis o nueve meses para conocer su situación de salud, en una entrevista que podrá ser telefónica ó en persona que durará unos 15 minutos. Si usted decide no participar, la atención que recibirá será la misma, dado que está incluido en el programa de Pacientes Crónicos Complejos Multingreso. También podrá retirarse del estudio en cualquier momento sin ninguna explicación. Con su participación no obtendrá ningún beneficio directo, los resultados de este estudio, una vez finalizado, aumentará el conocimiento sobre características y evolución de pacientes con sus mismas características, y ello permitirá planificar mejor los métodos terapéuticos y los circuitos asistenciales para optimizar la atención.

El tratamiento, la comunicación y la cesión de los datos de carácter personal de todos los sujetos participantes se rige por lo dispuesto en la Ley Orgánica 15/1999, de 13 de diciembre de protección de datos de carácter personal, el Real Decreto 1720/2007, de 21 de diciembre, por el que se aprueba el Reglamento de desarrollo de la citada Ley Orgánica 15/1999, y la Ley 41/2002, de 14 de noviembre, básica reguladora de la Autonomía del Paciente y de Derechos y Obligaciones en materia de información y documentación clínica.

Sólo se transmitirán a terceros y a otros países los datos recogidos para el estudio, que en ningún caso contendrán información que le pueda identificar directamente, como nombre y apellidos, iniciales, dirección, etc. En el caso de que se produzca esta cesión, será para los mismos fines del estudio descrito y garantizando la confidencialidad y, como mínimo, con el nivel de protección equivalente al que contempla la legislación vigente en nuestro país.

Los datos recogidos para el estudio estarán identificados mediante un código y sólo su médico del estudio o colaboradores del personal sanitario podrán relacionar dichos datos con usted y con su historia clínica. Por lo tanto, su identidad no será revelada a persona alguna salvo excepciones, en caso de urgencia médica o requerimiento legal.

El acceso a su información personal quedará restringido al médico del estudio, colaboradores, autoridades sanitarias (Agencia Española del Medicamento y Productos Sanitarios), al Comité Ético de Investigación Clínica y personal autorizado por el promotor, cuando lo precisen para comprobar los datos y procedimientos del estudio, pero siempre manteniendo la confidencialidad de los mismos de acuerdo a la legislación referida anteriormente. El acceso a su historia clínica será sólo para los fines del estudio.

El Promotor del presente estudio es el investigador principal, siendo este responsable del fichero de los datos. Los resultados obtenidos se podrán publicar en revistas científicas, siempre manteniendo la confidencialidad de sus datos personales. Usted puede ejercer el derecho de acceso, rectificación y cancelación como se establece en la Ley, dirigiéndose al investigador. Los investigadores no reciben ninguna remuneración especial por la realización del estudio.

PROGRAMA DE ATENCIÓN A PACIENTES CRÓNICOS COMPLEJOS MULTINGRESO AREA VI MURCIA

CONSENTIMIENTO INFORMADO

Yo, (Nombre y apellidos)

declaro que

- He leído la hoja de información que se me ha entregado.
- He podido hacer preguntas sobre el estudio.
- He recibido suficiente información sobre el estudio.
- He hablado con: (Nombre del investigador)
- Comprendo que mi participación es voluntaria.
- Comprendo que puedo retirarme del estudio:

    1. Cuando quiera.
    2. Sin tener que dar explicaciones.
    3. Sin que esto repercuta en mis cuidados médicos.

- He expresado libremente mi conformidad para participar en el estudio y para el acceso y utilización de los datos en las condiciones detalladas en la hoja de información.

Firma del paciente: **Firma del investigador:**

Nombre:
Fecha:

Nombre:
Fecha:

Este documento se firmará por duplicado quedándose una copia el investigador y otra el paciente.

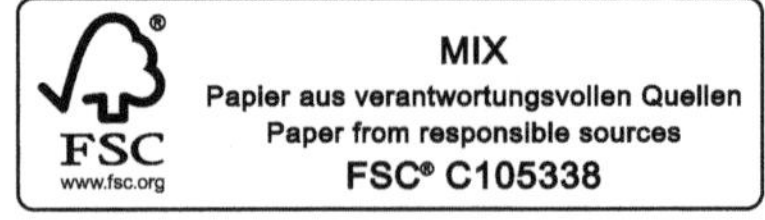

Printed by Books on Demand GmbH, Norderstedt / Germany